PLAN D'EXPÉRIENCES

POUR

L'APPLICATION DU PROCÉDÉ BIOLOGIQUE

A

l'Épuration des Eaux résiduaires de Sucrerie

(RÉSULTATS ACTUELLEMENT CONNUS)

Par le Docteur A. CALMETTE,

Directeur de l'Institut Pasteur de Lille,
Membre correspondant de l'Académie de Médecine.

LILLE,
IMPRIMERIE L. DANEL
—
1903.

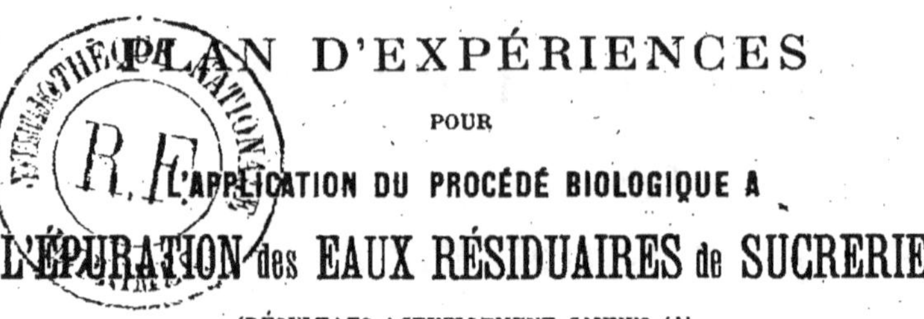

PLAN D'EXPÉRIENCES

POUR

L'APPLICATION DU PROCÉDÉ BIOLOGIQUE A

L'ÉPURATION des EAUX RÉSIDUAIRES de SUCRERIE

(RÉSULTATS ACTUELLEMENT CONNUS [1])

par le Docteur A. CALMETTE,

Directeur de l'Institut Pasteur de Lille,
Membre correspondant de l'Académie de Médecine.

La composition des eaux résiduaires de sucreries est très variable suivant que l'on considère isolément les eaux de diffusion, celles des presses à cossettes et les eaux de lavage des betteraves.

Pour éviter de trop grandes dépenses, presque toutes les usines reprennent les eaux de lavage, après décantation dans de larges bassins spécialement disposés à cet effet, afin de les utiliser plusieurs fois dans les transporteurs hydrauliques. Ces eaux se chargent ainsi d'une quantité plus ou moins considérable de sucre et de matières humiques provenant des parcelles de terre adhérentes aux racines. Finalement elles doivent être rejetées et on les accumule alors sur de vastes espaces transformés en marais

---

[1] Voir *Revue d'Hygiène*, 1901, p. 216, 673 et 1084 et 1902, p. 736 et 1057.

qui se dessèchent peu à peu après la campagne sucrière et elles causent de ce fait un encombrement qu'il y aurait un très grand intérêt à supprimer.

Les eaux qui proviennent des presses à cossettes ne peuvent jamais être restituées à la circulation. Elles renferment une grande proportion de sucre et de débris cellulosiques qui les rendent très rapidement altérables. On les envoie directement à l'irrigation ou bien on les réunit dans de larges fosses, où elles ne tardent pas à fermenter, et cette fermentation aboutit à la formation de divers produits acides et gazeux parmi lesquels prédominent surtout l'acide butyrique, l'acide acétique, l'acide lactique et l'acide carbonique.

Il s'en dégage une odeur pénétrante et désagréable de beurre rance qui rend leur voisinage insupportable.

Les eaux ainsi fermentées sont toujours très difficiles à épurer. On ne peut songer à les épandre sur les terrains livrés à la culture, parce que les acides qu'elles renferment sont très nuisibles à la végétation. On est donc obligé de les conserver pour les utiliser à l'irrigation après l'enlèvement des récoltes, ou de les rejeter telles quelles dans les cours d'eau. Elles sont alors une cause redoutable de pollution pour les rivières.

Toutes les méthodes d'épuration chimique que l'on a essayé de leur appliquer jusqu'ici ont échoué. La chaux, le sulfate d'alumine, le sulfate ferreux ou le sulfate ferrique sont également mauvais. Outre l'inconvénient que présentent ces réactifs de former des précipités encombrants et sans aucune valeur, ils coûtent cher et ne réalisent qu'une clarification partielle tout à fait insuffisante.

Seul l'épandage sur sol très perméable donne des résultats satisfaisants. Mais ce système, auquel on est bien obligé d'avoir recours quand même, à l'heure actuelle, faute de procédés plus parfaits, exige des surfaces énormes (environ 1 hectare pour 100 mètres cubes par jour) et des terrains sablonneux ou calcaires sans argile qu'il est exceptionnel de rencontrer, surtout dans les régions betteravières du Nord de la France. Les usines ne disposent pas toujours de terrains convenables et les industriels hésitent parfois avec raison à l'employer parce, qu'il imprègne les terres cultivables de produits organiques qui se décomposent lentement et parce qu'il dissémine à leur surface les parasites (*nématodes* principalement) dont les betteraves traitées sont souvent atteintes.

Les résultats si encourageants des méthodes d'épuration biologique pour le traitement des eaux de tout à l'égoût dans les grandes villes devaient donc forcément décider les industriels et les hygiénistes à expérimenter ces mêmes méthodes sur les eaux résiduaires de sucreries.

La lecture des deux documents que l'on trouvera ci-après montre les efforts qui ont été tentés dans cette voie depuis trois ans, tant en Allemagne qu'en France.

Si ces efforts n'ont pas encore été couronnés d'un plein succès, on peut cependant se convaincre que de très grands progrès ont été déjà réalisés et qu'une expérimentation scientifiquement conduite et rigoureusement suivie ne tardera certainement pas à fixer les conditions d'une réussite définitive.

Nous croyons nécessaire d'établir un programme d'études qui puisse servir de guide et épargner beaucoup de tâtonnements dispendieux aux industriels intéressés à la solution de cet important problème.

L'épuration d'une eau résiduaire ne doit pas se borner à une simple clarification ; l'eau traitée doit être débarrassée aussi complètement que possible de matières organiques fermentescibles, être inodore et ne plus contenir de substances susceptibles de nuire à la vie des plantes et des animaux aquatiques.

C'est là ce que sont en droit d'exiger les hygiénistes et les représentants de l'autorité administrative qui ont la charge d'empêcher la pollution des cours d'eau.

Or, je l'ai déjà dit, les eaux de sucrerie sont très chargées de résidus hydrocarbonés (cellulose, sucre) ; elles sont, par suite, très facilement fermentescibles. Elles dégagent, à l'état frais, une forte odeur de betteraves et, lorsqu'elles ont fermenté, elles deviennent rapidement acides. Les composés azotés ne s'y trouvent qu'en proportion minime, contrairement à ce qui se produit pour les eaux de tout à l'égout des grandes villes; aussi le processus de désintégration y est-il très différent.

Dans les eaux de tout à l'égout, riches en ammoniaque et en matières azotées de toutes sortes, les unes dissoutes, les autres solides, il est nécessaire de provoquer d'abord une fermentation anaérobie qui a pour effet de solubiliser toutes les substances en suspension.

Cette fermentation anaérobie est réalisée dans la fosse septique (Septic Tank des Anglais), et les eaux sont ensuite déversées sur des champs d'épandage artificiels constitués par des amas de scories ou mâchefer, sur lesquels se multiplient avec une grande activité les microbes nitrifiants dont le rôle essentiel consiste à transformer les substances azotées dissoutes en nitrates, c'est-à-dire en éléments minéraux simples.

Avec les eaux de sucreries, très pauvres en éléments azotés, il ne saurait y avoir formation de nitrates en quantité appréciable ; par conséquent, la fermentation nitrique par les microbes nitrifiants ne joue ici qu'un rôle tout à fait secondaire.

La flore microbienne qui doit accomplir le travail d'épuration de ces eaux est donc toute différente de celle qui intervient dans l'épuration des résidus de tout à l'égout.

Dans un travail récent, effectué à l'Institut Pasteur de

Lille, M. Rolants (Revue d'Hygiène, 20 décembre 1902) a montré que les matières hydrocarbonées solubles (glucose, saccharose, dextrine) subissent rapidement une désintégration complète par la seule action de microbes aérobies oxydants qui se développent avec beaucoup d'intensité sur les lits bactériens, tandis que ces mêmes substances, fermentées anaérobiquement en fosse septique, donnent lieu à une abondante formation d'acides organiques, d'acide butyrique principalement, qui jouent le rôle d'antiseptiques et empêchent l'épuration subséquente en lits bactériens aérobies.

Les résultats très probants de ces expériences, corroborés d'ailleurs par les premiers essais de la Sucrerie de Pont-d'Ardres, doivent nous déterminer à rejeter complètement l'usage de la fosse septique. Celle-ci ne peut qu'être nuisible dans le cas particulier dont nous avons à nous occuper.

Notre programme s'en trouve simplifié, puisque les lits bactériens aérobies peuvent nous suffire. Nous nous bornerons, par suite, à établir, par des essais comparatifs, comment il convient de régler le fonctionnement de ces lits en vue de leur faire produire le maximum de travail d'oxydation dans le minimum de temps.

Rappelons d'abord, pour mémoire, que la composition moyenne des eaux qu'il s'agit de traiter est la suivante :

1º Eaux de presses à betteraves et de diffuseurs :

Matières organiques spéciales (sucre compris) par litre)......	4 à 6 gr.
Sucre....................................	2 à 3 gr.
Azote total..........................	0 gr., 030 à 0,040
Azote organique.......................	0,02 à 0,35
Ammoniaque	0,005 à 0,007
Matières minérales (cendres).............	1 gr., 2 à 1,5

2° Mélanges d'eaux de presses et d'eaux de lavage de betteraves :

Matières organiques totales, par litre..   0 gr., 8 à 1,5
Matières minérales (cendres)..........   1 gr., 8 à 5 gr.
Azote total........................   0,03 à 0,04

Le processus de désintégration qu'il s'agit de réaliser sera d'autant plus parfait que la diminution de la teneur des eaux épurées en matières organiques, hydrocarbonées et azotées (sucre, acides organiques, cellulose en suspension, ammoniaque, azote albuminoïde) sera plus grande.

Voyons maintenant comment nous pouvons envisager la disposition de nos lits bactériens pour une installation d'essai.

Cette installation devra comprendre :

1° Un réservoir unique de distribution recevant directement de l'usine les eaux à épurer. A l'entrée de ce réservoir, une double canalisation, de débit connu, permettra d'amener séparément :

a) Les eaux de presses à cossettes et des diffuseurs bien débarrassées de pulpes folles par une trémie appropriée ;

b). Les eaux de lavage usées et préalablement dépouillées par une décantation méthodique de la plus grande partie des terres qu'elles entraînent.

La capacité de ce réservoir sera calculée de manière à ce qu'il puisse être entièrement vidé à chaque opération. On évitera ainsi qu'il joue le rôle d'une fosse septique et que des fermentations anaérobies nuisibles à l'épuration consécutive, y soient amorcées. Pour plus de sécurité, on lui donnera le moins de profondeur possible (un mètre au plus). Il sera muni d'une règle de jauge.

2° Deux lits aérobies de premier contact en contre-bas du précédent réservoir et disposés perpendiculairement à l'un des côtés de celui-ci.

Une vanne de réglage permettra l'immersion alternative de chacun de ces lits. Leur profondeur sera de un mètre.

Ils seront construits en briques et ciment, avec une pente légère vers les lits de second contact.

Sur la sole de chaque lit, on disposera un drainage en poterie non vernissée, de 0^m15 de diamètre environ. Ces poteries, non rejointées, seront alignées en formes d'arêtes de poisson, les angles aigus des arêtes étant ouverts du côté du réservoir de distribution.

On les recouvrira d'une couche de 0^m30 de scories ou mâchefer en gros fragments de 5 à 10 centimètres de diamètre. Par dessus, on étalera une seconde couche de fragments de 2 à 5 centimètres de diamètre sur 50 centimètres de hauteur ; puis une troisième couche de mâchefer criblé de 5 millimètres à un centimètre de diamètre sur 0^m20 de hauteur jusqu'à la surface.

L'épandage de l'eau à traiter sur chaque lit sera effectué par une nochère de distribution en bois, disposée, comme le drainage, en arête de poisson, mais dont les angles aigus seront dirigés en sens inverse, c'est-à-dire vers les lits de second contact. La nochère portera des encoches tous les 20 centimètres environ pour assurer la distribution de l'eau aussi également que possible.

3° Une rigole de distribution en briques et ciment dans laquelle pourront se déverser, à l'aide d'une vanne, les eaux sortant des lits de premier contact, avant leur épandage sur les lits de second contact. Cette rigole devra permettre aussi l'adduction directe d'eaux de lavage décantées, pour le cas où l'on trouverait utile de diluer les eaux incomplètement épurées par le premier lit.

Cette rigole sera, bien entendu, à un mètre en contre-bas des deux premiers lits, de manière à ce que ceux-ci puissent s'y vider entièrement.

4° Deux lits aérobies de second contact sur le prolongement des premiers et de mêmes dimensions. Ces lits pourront être alimentés séparément ou ensemble par la précédente rigole de distribution au moyen de vannes réglables.

Ils seront construits exactement avec les mêmes matériaux que les lits de premier contact, et munis également de tuyaux de drainage et de nochères distributrices à leur surface.

5° Une troisième rigole à un mètre en contre-bas de ces seconds lits permettra de les vider et de diriger l'eau soit dans un ruisseau d'évacuation définitive, soit dans un lit de troisième contact, soit sur un filtre à sable de quelques mètres carrés de surface.

En contre-bas et en avant de ceux-ci, on aménagera une série de petits bassins, dans lesquels on recueillera l'eau épurée et où l'on placera des poissons et des plantes aquatiques.

Pour que l'expérience soit démonstrative, il n'est pas nécessaire qu'elle porte sur une très grande quantité d'eau. J'estime que 10 mètres cubes par jour environ peuvent largement suffire (1).

Dans ces conditions, on donnerait au premier réservoir une capacité totale utile de 10 mètres cubes, et, à chaque lit bactérien de premier et de second contact, une capacité de 15 mètres cubes, pour 5 mètres cubes utiles, les scories occupant à peu près les deux tiers de la capacité réelle.

On aurait donc en surface :

10 mètres carrés pour le premier réservoir ;

15 mètres carrés pour chaque lit bactérien, soit 60 mètres carrés pour les quatre lits de premier et de second contact ;

---

(1) En marche industrielle, on peut prévoir, d'après nos expériences de laboratoire et d'après les essais réalisés en 1902 à Pont d'Ardres qu'on épurera facilement un mètre cube d'eaux résiduaires en moyenne par mètre carré de surface de lits bactériens et par jour.

5 mètres carrés pour la rigole séparant les premiers des seconds lits ;

5 mètres carrés pour la rigole séparant les seconds lits du troisième et du filtre à sable ;

15 mètres carrés pour le filtre à sable ;

15 mètres carrés pour le lit unique de troisième contact.

Soit 110 mètres carrés au total, non compris l'épaisseur des maçonneries.

Avec cette installation d'essai, il serait facile de varier toutes les conditions d'expériences : celles-ci devraient être conduites et suivies journellement par un chimiste exercé, d'après un programme bien étudié et élaboré par une commission compétente.

Contrôle chimique de l'opération.

Pour chaque série d'expériences, *l'efficacité de l'épuration devrait être mesurée par la différence entre la somme des impuretés de l'eau avant et après le traitement par les lits bactériens aérobies.*

On en suivrait plus exactement la marche en prélevant des échantillons du liquide :

1° Dans le réservoir de distribution,

2° à la sortie des lits de premier contact,

3° à la sortie des lits de second contact,

4° après le troisième contact ou la filtration sur sable.

Les analyses de chaque échantillon porteraient :

1° sur la détermination des qualités physiques : couleur et odeur ;

2° sur le dosage de l'alcalinité ou de l'acidité ;

3° sur le dosage des matières solides en suspension ;

4° sur le dosage des matières organiques dissoutes ;

5° sur le dosage des cendres minérales ;

6° sur le dosage du sucre total ;

7° sur la détermination de l'azote total ;

8°   d°   de l'azote albuminoïde ;

9°   d°   de l'ammoniaque ;

10°   d°   des nitrites et des nitrates ;

11° enfin sur la détermination de la putrescibilité.

Pour chacun de ces dosages ou déterminations, on adopterait des méthodes d'analyse rapide, faciles à appliquer dans une installation d'essai et capables de fournir des résultats suffisamment comparatifs.

Conduite des expériences.

On commencera par n'admettre sur les lits pendant quatre ou cinq jours que des eaux de lavage de betteraves bien décantées afin de peupler les scories d'une abondante flore de microbes oxydants toujours très nombreux dans la terre végétale.

On ajoutera ensuite peu à peu à l'eau de lavage des quantités croissantes d'eaux résiduaires des presses à cossettes et des diffuseurs qui sont les plus difficiles à épurer. En observant méthodiquement la marche de l'épuration, on se rendra compte en peu de jours du degré de dilution auquel il conviendrait de s'arrêter pour obtenir avec ces eaux les meilleurs résultats.

On déterminera ainsi :

1° L'influence de la température ;

2° les durées d'immersion et d'aération les plus favorables et la périodicité de fonctionnement à attribuer à chaque lit ;

3° la marche respective de l'épuration à la sortie de chaque lit ;

4° l'utilité ou l'inutilité d'une filtration sur sable, consécutive à l'action des lits de second contact;

5° les quantités d'eaux résiduaires que l'on pourra traiter par mètre carré de surface de lits bactériens aérobies.

L'ensemble de ces données permettra évidemment d'établir si le système biologique peut être officiellement recommandé et même imposé dans tous les cas où les eaux résiduaires de sucrerie constituent une cause de pollution des cours d'eau.

Il serait très désirable que les fabricants de sucre de betteraves s'entendent pour réaliser conformément à ce programme une expérience décisive. Les frais qu'elle nécessite sont minimes en regard des avantages qu'ils ne tarderaient pas à en retirer. (1)

---

(1) A titre d'indication, on peut estimer le coût total de l'installation d'expériences dont il s'agit à environ 10.000 francs se décomposant comme suit :

Maçonnerie (environ 180 mètres cubes, à 20 fr.)....	3.600
Terrassements	360
Nochères, Tuyauteries et Vannes...................	1.040
Scories, sable et divers	2.000
Frais de chimiste, matériel d'analyses et imprévus.	3.000
Total......	10.000

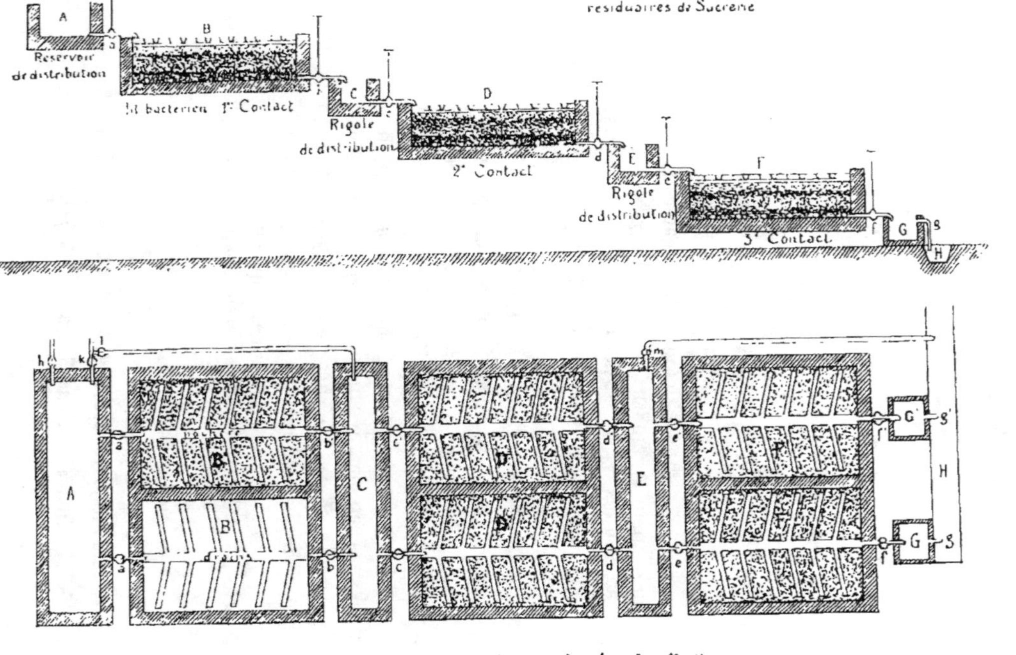

Installation d'expériences pour l'épuration biologique des eaux
résiduaires de Sucrerie
A
Réservoir de distribution
B
Lit bactérien 1er Contact
Rigole de distribution
C
D
2e Contact
Rigole de distribution
E
F
3e Contact
G
H
0 1 2 3 4 5 6 7 8 9 10 mètres

EXPLICATION DE LA PLANCHE

COUPE ET PLAN DE L'INSTALLATION D'EXPERIENCES POUR L'ÉPURATION BIOLOGIQUE DES EAUX RÉSIDUAIRES DE SUCRERIE

A). RÉSERVOIR DE DISTRIBUTION *a*-*a*' vannes de vidange du réservoir *A* vers les lits de premier contact *B*-*B*'.

  h. Conduite d'amenée des eaux de presses et de diffusion.

  k. Conduite d'amenée des eaux de lavage usées.

  i. Conduite permettant l'amenée directe des eaux de lavage usées dans la rigole de distribution *C*.

B). LITS BACTÉRIENS DE PREMIER CONTACT *B* (plan), disposition du drainage.

  B'. (plan), disposition des nochères distributrices.

  b-*b*'. Vannes de vidange des lits *B* et *B*' vers la rigole de distribution *C*.

  c-*c*. Vannes de distribution sur les lits *F* et *F*'.

D). LITS BACTÉRIENS DE SECOND CONTACT. *d*-*d*. Vannes de vidange des lits *D* et *D*' vers la rigole de distribution *E*.

  e-*e*. Vannes de distribution sur les lits *F* et *F*.

F. LIT BACTÉRIEN DE TROISIÈME CONTACT (Scories).

F''. FILTRE A SABLE ET GRAVIER. *f*'-*f*'. Vannes de vidange du troisième lit bactérien *F* et du filtre à sable *F*''.

G-*G*'. PETITS BASSINS pour l'élevage des poissons et la culture des plantes aquatiques.

g-*g*'. TROP PLEIN pour l'écoulement des eaux épurées dans le ruisseau *H*.

m. CONDUITE permettant l'évacuation directe des eaux traitées par deux contacts de la rigole de distribution *E* au ruisseau d'évacuation des eaux épurées *H*.

EXPÉRIENCES D'ÉPURATION BIOLOGIQUE

DES

EAUX RÉSIDUAIRES DE SUCRERIE A PONT-D'ARDRES

(Pas-de-Calais)

en 1901 et 1902 (1).

Ces expériences ont été entreprises sur l'initiative de MM. Crosnier, Ingénieur en chef des Ponts et Chaussées et administrateur-délégué de la Société des sucreries et raffineries Say, et Leroux, directeur. Elles ont été préparées et suivies par M. l'Ingénieur Vié pendant les deux campagnes sucrières 1901 et 1902.

La campagne de 1901 a été consacrée à des essais préliminaires de traitement des eaux résiduaires de presses et des diffuseurs par le système de fermentation anaérobie, en fosse septique, avec double contact sur lits bactériens aérobies, comme s'il s'agissait d'eaux d'égout auxquelles ce système s'applique aujourd'hui avec un plein succès. Ces essais ont donné des résultats très médiocres.

Les eaux traitées avaient la composition moyenne suivante par litre :

Matières organiques (sucre compris)	4^{gr} 28	
Sucre dosé au polarimètre	2	5
Matières minérales (par calcination)	1	37
Ammoniaque	0	002

---

(1) J'emprunte les éléments de cette note aux documents qui m'ont été obligeamment fournis par M. Leroux, directeur de la Sucrerie de Pont-d'Ardres, et par M. Vié, ingénieur chargé des expériences d'épuration.

Elles présentaient au moment de leur entrée en fosse septique, une réaction neutre qui devenait très rapidement acide.

La fosse septique, de 350 mètres cubes de capacité, et de 4 mètres de profondeur, avait été préalablement amorcée par l'introduction d'une forte quantité de matières fécales. Les pulpes folles, dont la proportion représentait environ 30 grammes par litre de liquide, s'y accumulaient et ne tardaient pas à former un dépôt abondant. Le séjour de l'eau dans cette fosse était d'environ trois fois 24 heures. Il s'y développait une fermentation anaérobie très active avec dégagement de bulles de gaz, et, bientôt, toute la surface de la fosse se couvrait d'un chapeau d'écume et de pulpes que les grands vents disloquaient et qui se reformait avec les temps calmes.

En très peu de jours, la réaction du liquide de la fosse septique devint fortement acide. Il fallait 1 gr. 10 à 1 gr. 25 de chaux pour le neutraliser. L'acide formé était principalement de l'acide butyrique.

Les lits bactériens aérobies étaient disposés en huit couples sur deux étages. Chacun d'eux avait une capacité réelle de 10 à 15 mètres cubes. Ils étaient garnis, les uns avec du coke, les autres avec des scories, du laitier de haut-fourneau, des briques concassées, ou avec un mélange de briques et de coke. L'admission de l'eau y était réglée : de la fosse septique sur les lits supérieurs par un trop plein relié à une nochère distributrice ; des lits supérieurs ou de premier contact aux lits inférieurs ou de second contact par un tuyau et une vanne.

Les périodes d'immersion et d'aération ont été variables. On a commencé par un seul remplissage en 24 heures, la durée d'immersion étant fixée à deux heures. Après trois semaines, on a fait trois remplissages par jour en laissant à chaque lit un jour de repos sur deux.

L'eau sortant de la fosse septique diminuait d'acidité par son passage sur les lits bactériens et perdait de 27 à 35 %, de sa matière organique. L'épuration était plus que médiore et son coefficient s'abaissait au lieu d'augmenter au fur et à mesure du fonctionnement des lits.

On a cherché à diminuer par une addition de chaux l'acidité du liquide avant son admission sur les lits bactériens, mais l'épuration finale ne s'en est pas trouvée améliorée.

En somme, les résultats de cette première série d'essais ont été plutôt mauvais et il était facile de se rendre compte de la raison de cet échec : on devait certainement l'attribuer à ce fait que la fermentation anaérobie des pulpes folles et des matières sucrées en fosse septique produisait une quantité considérable d'acide butyrique. Or cet acide est extrêmement toxique pour la plupart des microbes, de sorte que les lits bactériens aérobies se dépeuplèrent peu à peu et n'effectuèrent bientôt plus qu'un simple travail de filtration grossière.

Au début de la campagne de 1902, on eut le tort de ne pas tenir compte de ces renseignements et du 12 au 18 octobre on persista à faire usage de la fosse septique. Devant l'insuccès complet de cette nouvelle tentative, on se décida à y renoncer.

A partir du 21 octobre 1902, on admit directement sur les lits de premier contact l'eau des presses à cossettes débarrassées de la majeure partie de leurs pulpes folles au moyen d'une trémie.

Les lits bactériens avaient été un peu modifiés : on conservait seulement cinq couples, tous garnis de gros mâchefer. Sur chaque lit, l'eau était distribuée par une nochère distributrice munie de bras latéraux perpendiculaires à la nochère centrale.

Un nouveau couple fut aménagé en contre-bas des lits

de second contact pour expérimenter l'effet d'un troisième contact.

Les opérations furent réglées de la manière suivante sur chaque lit :

Remplissage................ durée 30 à 45 minutes.
Premier contact............ d° deux heures.
Vidange et remplissage du
   lit de 2me contact....... d° une heure.
2me contact................ d° deux heures.
Evacuation................. d° une heure.

Les lits restèrent vides pendant 18 heures environ. Chacun d'eux n'était donc immergé qu'une seule fois par jour de 24 heures. On prenait leur température à 10 centimètres du fond, près des tuyaux de drainage, au moyen d'un thermomètre enregistreur et de thermomètres à longue tige.

La composition des eaux de presses à cossettes qui ont été seules utilisées variait peu. Elles contenaient par litre :

Matières organiques (sucre compris).. 4 à 6 grammes.
Sucre (au polarimètre)............... $2^{gr}8$ à $3^{gr}2$.
Matières minérales (cendres)......... $1^{gr}2$ à $1^{gr}5$.
Ammoniaque.......................... $0^{gr}005$ à $0^{gr}007$.
Pulpes flottantes échappées à la trémie 5 à 6 grammes.

La réaction au point d'arrivée était déjà faiblement acide. Dès le début de cette nouvelle série d'essais, les résultats devinrent meilleurs. La moyenne des dosages effectués pendant cette période indique que le premier contact détruisait 34,4 % de la matière organique (celle-ci étant calculée d'après la teneur de l'eau brute égale à 100 et par la perte de poids des résidus de l'évaporation calcinés au rouge). Après le deuxième contact, 51,5 % de la matière organique primitive avaient disparu. Le coefficient d'épuration de ce second contact était donc de 27,1. Après le troisième contact, 55,8 % de la matière organique ont été détruits. Le coefficient d'épuration de ce troisième contact se trouvait être de 4,3 seulement.

L'acidité très faible de l'eau brute disparaissait après le premier contact et faisait place à une très légère alcalinité après le deuxième contact (Cette réaction est très favorable au processus d'épuration).

L'ammoniaque, toujours en quantité minime, disparaissait totalement.

L'eau très trouble était déjà beaucoup plus claire après le deuxième lit bactérien et presque limpide après le troisième. Elle gardait cependant une légère odeur de betteraves.

A partir du 10 novembre, on a fait trois opérations de remplissage de chaque lit par 24 heures. Les moyennes d'épuration du 10 au 25 novembre ont été les suivantes :

Après le 1er contact, 40,1 % de la matière organique a disparu
Après le 2me d°   60,8 %   d°
Après le 3me d°   63,5 %   d°

Les résultats sont donc encore meilleurs.

Pendant cette période, la température extérieure a été très basse et est descendue plusieurs fois à 6 et 8° au-dessous de zéro.

L'eau arrivant des presses marquait de 30 à 35°. Le thermomètre enregistreur placé dans un lit de premier contact oscillait entre 12 et 24°. On note que la température était toujours plus élevée à la fin de la période d'immersion. Le froid et même la congélation de l'eau sur les scories de la surface n'influencèrent pas du tout la marche de l'épuration ni le fonctionnement des lits.

Dans les lits de deuxième contact, la température se maintenait entre 22 et 28°. Elle descendait à peine au-dessous de 20° dans les périodes de gelée persistante.

Une troisième et dernière série d'expériences fut commencée le 4 décembre, après 6 jours d'interruption et de repos complet des lits bactériens. On se proposait cette fois de diluer les eaux de presses à cossettes avec une certaine quantité d'eaux de lavage des betteraves, dans le double but d'abaisser aux environs de 20 à 23° la température du liquide à l'entrée des lits de premier contact et d'apporter dans la masse des scories, avec des particules terreuses, une flore microbienne plus abondante et plus active. Malheureusement l'installation des canaux qui conduisent les eaux résiduaires de l'usine de Pont d'Ardres aux bassins de décantation ne se prêtait pas à un mélange continu en proportions réglables. Il a fallu se contenter d'ajouter de temps en temps un peu d'eau terreuse aux eaux de presses à cossettes pour réaliser un plus large ensemencement microbien des scories.

Cette addition, quoique intermittente, a suffi cependant à élever dans une proportion assez notable le coefficient d'épuration des lits. Les moyennes relevées du 4 au 17 décembre ont fourni les résultats suivants :

Après le 1er contact, 39,9 % de la matière organique a disparu
Après le 2me   d°   61,5 %   d°
Après le 3me   d°   68,7 %   d°

Mais on constate que plusieurs fois l'épuration a été encore meilleure. Elle s'est élevée à diverses reprises à 70,7 et 71,5 % et une fois à 76.4 %.

Ce chiffre a été le maximum obtenu. Il est déjà très satisfaisant.

Le fonctionnement des 2me et 3me lits bactériens surtout ont été très sensiblement et favorablement influencés par l'addition d'eau terreuse. La surface ne s'est pas sensiblement colmatée.

L'eau sortant des lits de 2me contact avait presque entièrement perdu l'odeur caractéristique des betteraves et son aspect était notablement meilleur que précédemment. On aurait sans doute pu, sans aucun inconvénient, la rejeter dans les cours d'eau.

Pendant ces derniers essais, on a toujours effectué trois opérations de remplissage par 24 heures.

L'achèvement de la campagne sucrière a empêché de prolonger l'expérience au delà du 17 décembre. Toutefois, avec les résultats acquis pendant cette période d'essais et en tenant compte des observations que nous avons effectuées, nous pensons qu'il serait facile d'obtenir une épuration très suffisante en se conformant pendant la prochaine campagne sucrière, au programme d'expériences que nous avons établi.

EXPÉRIENCES D'ÉPURATION BIOLOGIQUE

DES

EAUX RÉSIDUAIRES DE SUCRERIE A WENDESSEN

en 1900 (1).

Ces expériences, instituées sous le contrôle scientifique du Professeur Dunbar, Directeur de l'Institut hanséatique d'Hygiène à Hambourg, ont été poursuivies du 18 octobre au 23 décembre 1900. Elles ont porté sur des quantités variables d'eaux résiduaires prélevées dans les bassins de décantation de la Sucrerie de Wendessen (Allemagne du Nord).

Ces bassins de décantation reçoivent à la fois les eaux de presses, celles de diffusion et une partie des eaux de lavage des betteraves.

Les lits bactériens d'essai ont été aménagés dans une partie des bassins de décantation. Ils étaient au nombre de quatre.

Deux d'entre eux, de 20 mètres cubes de capacité et de 1 mètre 35 de profondeur furent remplis, l'un de scories de 10 à 30 millimètres de diamètre, l'autre de fragments de coke criblé de mêmes dimensions. Ces deux premiers lits constituaient les lits bactériens primaires ou de premier contact.

Devant chacun d'eux et en contre-bas, on a disposé un bassin de fer de 2 mètres cubes de capacité, rempli respectivement de scories ou de coke à grains de 3 à 10 millimètres de diamètre. Ces deux bassins représentaient les lits bactériens secondaires ou de second contact.

Chaque lit a été rempli deux fois par jour pendant deux

---

(1) D'après les documents publiés par le Professeur Dunbar et le Docteur Thumm in : *Beitrag zum derzeitigen Stande der Abwasserreinigungsfrage*, Berlin 1902.

mois et seulement à titre d'essai une fois par jour pendant huit jours.

Pour suivre la marche de l'épuration on a déterminé par litre :

1° Le résidu sec (par calcination au rouge) des matières en suspension retenues par le filtre en papier, avant et après le passage sur les lits bactériens ;

2° Le résidu sec des matières dissoutes, aux mêmes stades ;

3° L'azote organique et l'azote total ;

4° La capacité d'absorption d'oxygène ;

5° L'aspect et l'odeur.

Les résultats obtenus peuvent se résumer ainsi :

1° Les matières en suspension ont disparu, après le premier et le second contact, dans des proportions qui ont varié de 84,7 à 98,1 % ;

2° Les matières dissoutes (toujours calculées par la calcination au rouge) ont diminué après le premier contact, de 14 à 50 %, et après le deuxième contact, de 50 à 80 % ;

3° La perte totale au rouge de l'ensemble des matières en suspension et dissoutes a été de 30 à 70 %, après le premier lit bactérien et de 60 à 80 % après le deuxième ;

4° L'azote total des eaux résiduaires traitées était presque exclusivement à l'état d'azote organique. Les nitrates et les nitrites n'y existent qu'à l'état de traces.

La quantité d'azote organique disparue après le second lit bactérien a été de 40 à 60 % ;

5° La capacité d'absorption d'oxygène a été réduite, dans l'eau épurée, à 60 ou 70 % de ce qu'elle était dans l'eau brute ;

6° L'eau sortant des lits de second contact avait entièrement perdu l'odeur caractéristique de betteraves et les échantillons conservés pendant dix jours et plus, ne développaient aucune fermentation putride et ne donnaient pas lieu à la formation d'hydrogène sulfuré. Au contraire, les eaux brutes exposées à l'air prennent très rapidement une couleur noire et deviennent putrides.

7° Divers poissons (cyprins, vérons, corassins) ont été mis dans l'eau épurée au sortir des lits secondaires avec addition de 5 volumes d'eau de rivière. Ils sont restés très bien portants pendant une observation prolongée.

De ses expériences de contrôle, le Dr Dunbar conclut que le procédé d'épuration biologique à double contact (avec deux immersions par jour) appliqué aux eaux résiduaires de sucreries, permet d'obtenir des eaux très suffisamment épurées. L'épuration peut d'ailleurs s'achever d'une manière très complète, si on l'exige, soit au moyen d'un épandage ultérieur sur des terrains perméables, soit au moyen d'une filtration complémentaire sur filtre à sable. Mais, dans la plupart des cas, les résultats obtenus sont de nature à satisfaire les autorités.

Les scories sont préférables au coke pour l'établissement des lits bactériens : l'eau sortant des lits à coke garde toujours une couleur noire, bien qu'il ne s'y forme pas davantage d'hydrogène sulfuré. Cet inconvénient n'existe pas avec les scories. La fermentation anaérobie en fosse septique, précédant la fermentation aérobie sur lits bactériens, n'a pas donné de bons résultats avec les eaux de la sucrerie de Wendessen (1).

---

(1) Une lettre particulière du Professeur Dunbar m'informe que ces expériences n'ont pas été renouvelées à Wendessen parce que la ville de Braunschweig, voisine de la sucrerie de Wendessen, a cessé de s'alimenter en 1901, avec les eaux de l'Oker, polluées par ladite sucrerie et a capté des eaux de source.

Mais depuis, une Commission a été nommée pour étudier spécialement l'épuration des eaux résiduaires de sucreries. Cette Commission élabore actuellement le programme des essais qu'elle compte entreprendre.